AF595740

PUBLICATIONS DU *PROGRÈS MÉDICAL*

LEÇONS

SUR LES

MALADIES CUTANÉES & SYPHILITIQUES

LES NÆVI

PAR

M. le Dr HALLOPEAU

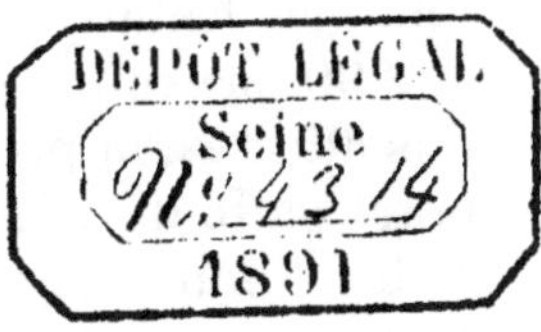

PARIS

AUX BUREAUX DU
PROGRÈS MÉDICAL
14, rue des Carmes, 14.

E. LECROSNIER et BABÉ
ÉDITEURS
Place de l'École-de-Médecine.

1891

LEÇONS

SUR LES

MALADIES CUTANÉES & SYPHILITIQUES

LES NÆVI

Ce sujet peut, au premier abord, paraître banal : rien de plus commun, en effet, que les états morbides que l'on désigne sous le nom de Nævi ; notre collègue, M. Hutinel, qui a bien voulu examiner à ce point de vue une série d'enfants pris au hasard dans son service, à l'hospice des Enfants-Assistés, a constaté que 28 d'entre eux sur 90 présentaient de ces altérations cutanées ; chez nos adultes, la proportion est encore plus grande : dans notre salle de femmes, 24 malades sur 27, dans notre salle d'hommes, 30 malades sur 62 en sont atteints. Néanmoins, nos classiques n'en ont donné jusqu'ici qu'une description insuffisante. Nous essaierons de montrer que la variété des formes sous lesquelles ces nævi peuvent se présenter, leur nature et leur mode de développement, les accidents qu'ils peuvent entraîner et les difficultés que peut en offrir le diagnostic méritent d'être étudiés plus complètement qu'ils ne l'ont été jusqu'ici, et que l'on peut s'élever à une conception plus large de l'affection (1).

On définit généralement les Nævi : *Altérations congénitales de la peau portant surtout sur le pigment ou la vascularisation* et on les partage conséquemment en *pigmentaires* et *vasculaires*. Cette manière de voir laisse beaucoup à désirer : elle conduit en effet à ranger parmi les nævi pigmentaires ceux que l'on englobe sous les noms de verruqueux et de molluscoïdes, bien que la pigmentation ne constitue qu'un de leurs caractères les moins importants et on laisse de côté nombre de dermatoses qui doivent, à notre sens, être considérées comme des nævi : tels sont certains adénomes de la face, les tumeurs dites idradénomes ainsi qu'une partie des hyper-kératoses, des ichthyoses partielles et des lymphangiomes et vraisemblablement aussi des verrues planes. D'autre part, les nævi ne sont pas nécessairement congénitaux, dans le sens littéral et étroit de ce mot : en effet, d'après une statistique qu'a bien voulu nous communiquer M. Guéniot et qui a été dressée à la Maternité par M. Renault, interne des hôpitaux, sur 40 enfants, âgés de un à douze jours qui ont été observés à ce point de vue pendant trois semaines, 6 seulement étaient atteints de nævi ; il y a loin de cette proportion aux chiffres cités plus haut, et l'on peut conclure de cette différence qu'un nombre relativement considérable de nævi n'apparaît qu'un certain temps après la naissance. Le fait a d'ailleurs été plusieurs fois constaté directement : c'est ainsi que Th. Simon a vu un nævus verruqueux se développer à l'âge de 18 ans ; il en a été de même chez M. A..., que nous avons l'honneur de vous présenter : ce jeune homme, fort intelligent, est porteur

(1) MM. Besnier et Doyon, dans le beau livre qu'ils viennent de faire paraître sous le titre de *Notes et Additions aux leçons de Kaposi*, rangent de même parmi les nævi nombre de tumeurs qui en avaient été jusqu'ici séparées.

d'un nævus, dit verruqueux, systématisé qui s'est limité, au membre supérieur gauche, à la sphère de distribution du nerf cubital (*Fig.* 1); au tronc, à la sphère de distribution de trois nerfs intercostaux. Or, il affirme, de la manière la plus positive, que son éruption, longtemps localisée aux doigts, ne s'est étendue que depuis très peu d'années aux autres parties du membre correspondant et au tronc. Il en a été de même dans un cas de M. Vidal dont le moulage est au musée. Cela ne veut pas dire que la maladie ne soit pas d'origine embryonnaire et que le sujet n'en porte pas le germe depuis sa naissance et que par conséquent la dénomination de *nævus* (de *nativus*) ne lui soit applicable; il faut savoir seulement que le trouble de développement dont elle est l'expression peut ne se manifester que tardi-

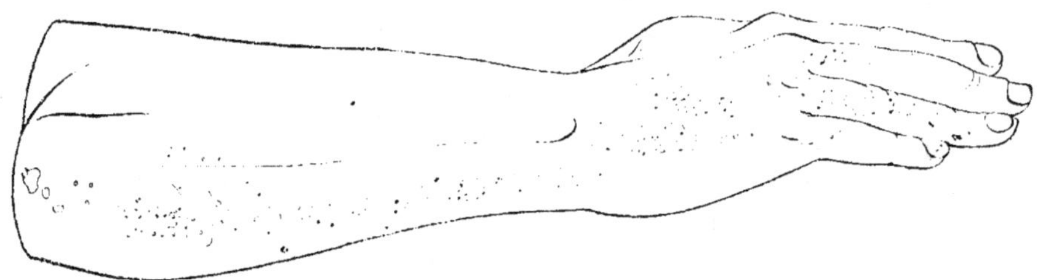

Fig. 1. — Nævus pilo-folliculaire limité à la sphère de distribution du nerf cubital.

vement, longtemps après la naissance. Ce n'est pas là un fait isolé en pathologie; il nous suffira de rappeler que Cohnheim expliquait ainsi la genèse des tumeurs et que sa théorie, battue en brèche pour certaines d'entre elles qui semblent d'origine parasitaire, reste incontestable pour les enchondromes et les kystes dermoïdes; on ne peut douter, par exemple, que les enchondromes de la parotide ne se développent aux dépens d'éléments du cartilage de Meckel inclus, pendant le développement embryonnaire, dans le tissu de la glande; leur activité est restée longtemps latente, et c'est seulement à l'âge adulte ou pendant la vieillesse que la tumeur s'est manifestée; l'inclusion dans le corps de Wolf, pendant la vie intra-utérine, de cellules cartilagineuses provenant des vertèbres doit être également, en toute certitude, regardée comme le point de départ des enchondromes du testicule; ces tumeurs sont donc évidemment d'origine embryonnaire et l'on devrait les appeler congénitales si l'on ne se rattachait au sens étroit de ce mot. Il en est de même pour les nævi : la même interprétation leur est applicable: ils sont dus à la prolifération, en quantité anormale, d'éléments embryonnaires, peu importe que cette prolifération ait lieu pendant la vie intra-utérine, au moment de la naissance, chez l'adulte ou dans la vieillesse, l'activité de ces éléments pouvant rester pendant de longues années latente. Nous verrons plus loin que l'on peut s'expliquer de la sorte la dégénérescence des nævi en sarcomes et en épithéliomes. *Nous sommes ainsi conduits à modifier, comme l'a fait récemment Pollitzer, la définition généralement adoptée des Nævi et à y comprendre toutes les néoplasies cutanées bénignes d'origine embryonnaire.*

Cette conception nouvelle du nævus en agrandit singulièrement le cadre.

L'hyperplasie d'origine embryonnaire peut en effet porter isolément ou concurremment sur tous les éléments constitutifs de la peau et donner lieu au développement des variétés suivantes de nævi :

1° *Nævi dus à la prolifération d'éléments différenciés :*

a). Nævi pigmentés lisses, nævi spili ; *b*). Nævi pilaires, *c*). Nævi pilo-folliculaires (prolifération de la gaine des follicules pilo-sébacés); *d*). Nævi molluscoïdes, molluscum fibrosum, verrues séborrhéiques (prolifération du tissu conjonctif) ; *e*). Nævus molluscum lipomatodo (prolifération du tissu graisseux); *f*). Nævi verruqueux (prolifération des papilles); *g*). Nævi adénomateux sébacés; *h*). Nævi adénomateux sudoripares; *i*). Nævi cornés des orifices sudoripares; *j*). Nævi kératodermiques, ichthyoses partielles; *k*). Nævi vasculaires plans et tubéreux; *l*). Lymphangiomes.

2° *Nævi dus à la prolifération d'éléments non différenciés :* cellulomes épithéliaux, idradénomes, syringo-cystadénomes.

3° *Nævi mixtes.*

Nous invoquerons, à l'appui de cette classification, les considérations suivantes :

L'existence de *nævi pilo-folliculaires* est établie par l'observation de M. A... (*Fig.* 1) que nous avons communiquée en novembre 1890 à la Société clinique; l'éruption y présentait tous les caractères que l'on attribue à la kératose pilaire.

Nous n'hésitons pas à classer parmi les nævi les *molluscum fibrosum*, car ces tumeurs sont le plus souvent congénitales, elles coïncident fréquemment avec des nævi; certaines tumeurs offrent dans une partie de leur étendue les caractères d'un nævus, dans une autre partie ceux d'un molluscum; enfin, chez un malade de notre service, nous avons vu ces tumeurs siéger au nombre de vingt sur un nævus vasculaire du cou; nous ne faisons d'ailleurs, en les regardant comme næviques, que nous conformer à l'opinion émise par plusieurs auteurs et particulièrement par M. Brocq.

Pollitzer considère comme des nævi les *verrues séborrhéiques, séniles ou planes des vieillards*, malgré leur apparition habituelle à un âge assez avancé; ce sont, pour lui, des *lymphangio-fibromes* d'origine embryonnaire. La nature nævique de certains *adénomes sébacés* a été établie récemment par Pringle. L'*adénome sudoripare* décrit par Perry se rapproche tellement des précédents par ses caractères objectifs qu'on est autorisé à lui attribuer une même origine.

Une observation de kératodermie localisée aux orifices sudoripares que nous avons publiée avec M. P. Claisse nous permet d'affirmer l'existence de *nævi cornés des orifices sudoripares* (*Fig.* 5) ; la disposition de l'éruption en traînées linéaires ne laissait pas de doute à cet égard.

L'apparition dans les premiers temps de la vie de certaines *kératodermies palmaires et plantaires* nous porte à les considérer également comme des nævi.

En rangeant dans la même classe les *lymphangiomes circonscrits*, nous nous appuyons sur l'opinion de Török, qui les attribue à un trouble congénital de développement.

De même les tumeurs appelées *cellulomes épithéliaux*, *idradénomes*, *syringo-cystadénomes* sont congénitales et rapportées par MM. Török, Jacquet et Quinquaud à un développement anormal de germes embryonnaires.

•Ajoutons enfin que l'existence des *nævi mixtes* tels que les *verruqueux et pilaires*, *molluscoïdes et vasculaires* est de toute évidence.

Une autre division importante dans l'étude des nævi, est basée sur leur *localisation* : tandis, en effet, que les uns restent isolés ou se disséminent sans ordre sur différents points de la surface tégumentaire, d'autres se localisent systématiquement en traînées linéaires; déjà Rayer et plus tard Bärensprung avaient signalé des cas de *nævi unilatéraux*; en 1872, Th. Simon indique les rapports qui peuvent exister entre la distribution des nævi et le trajet des nerfs et admet qu'il s'agit de *nævi nervorum;* en 1876, Campana réunit 28 faits semblables et, en 1882, Barthélemy relate deux observations de nævi zoniformes dans le service de M. Fournier ; plusieurs moulages de notre musée représentent ces nævi en traînées. Il semble, au premier abord, que dans ces faits, le rapport entre la localisation des lésions et un trouble de l'innervation trophique ne puisse faire l'objet d'un doute; une étude plus minutieuse vient montrer que la question n'est pas aussi simple qu'elle le paraît : on peut constater, en premier lieu, que la localisation des lésions næviques à la sphère de distribution de certains nerfs n'est le plus souvent que très incomplètement réalisée; d'autre part, quand il s'agit de traînées linéaires paraissant suivre le trajet d'un tronc nerveux sous-jacent, on ne voit pas quelle relation peut exister entre ce trajet et cette localisation linéaire de la dermatose. Aussi Kaposi, partant de ce fait que, pendant le développement embryonnaire, tous les éléments constituants des différentes parties du corps s'accroissent parallèlement, arrive à en conclure qu'un trouble dans le développement d'une de ces parties devra nécessairement correspondre au trajet des nerfs sans qu'il s'agisse nullement pour cela d'une tropho-névrose; il n'y aurait là qu'une simple concomitance, sans relation de cause à effet; si cette hypothèse est vraie, la sphère de distribution de chacun des rameaux nerveux doit correspondre au développement isolé des parties qu'ils animent : par exemple, d'après le moulage de M. A... (*F.* 1), les éléments embryonnaires qui doivent former la moitié interne du

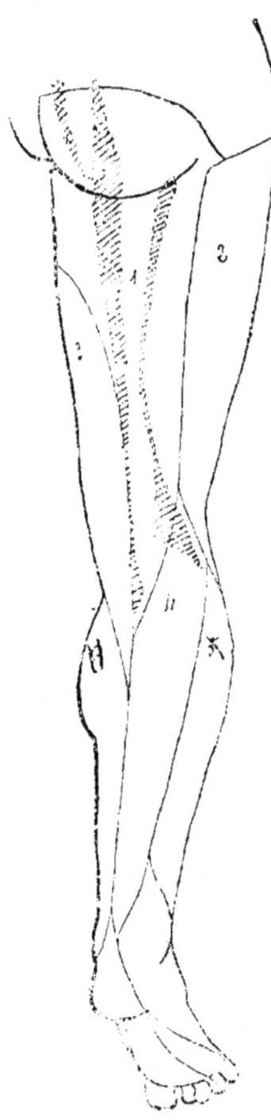

Fig. 2. — Territoires : 1° Du petit sciatique ; 2° Du fémoro-cutané ; 3° De l'obturateur ; 4° Du saphène externe.

dos du médius, animée par le cubital, se développent indépendamment de ceux qui doivent former sa moitié externe, animée par le radial, et de ceux que doivent former sa face palmaire, animée par le médian : il appartient aux embryogénistes de déterminer s'il en est bien réellement ainsi. Peut-être cependant ne faut-il pas se hâter d'abandonner la théorie tropho-névrotique. Philippson a émis récemment à cet égard une hypothèse qui mérite au plus haut degré l'attention : d'après cet auteur, les traînées næviques seraient en relation avec les lignes de Voigt qui correspondent, comme on le sait, aux limites des territoires nerveux voisins. L'étude des moulages de notre musée qui représentent des nævi systématiques présente à cet égard un grand intérêt : plusieurs d'entre eux sont complètement en contradiction avec la théorie de Philippson ; ce sont ceux dans lesquels les nævi sont limités à la sphère de distribution d'un tronc nerveux : tel est celui du malade que nous avons l'honneur de vous mettre sous les yeux (*Fig.* 1) : l'éruption y occupe, à la main, la face dorsale du petit doigt, de l'annulaire et de la moitié interne du médius ; elle est donc nettement circonscrite, dans cette partie de son étendue, à la sphère de distribution du cubital et par conséquent ne répond nullement aux lignes de Voigt.

Il n'en serait pas de même, d'après M. Philippson lui-même, dont M. Török nous a fait connaître l'opinion, des nævi dont les moulages portent les numéros 1.478, 976 et 845 ; leur distribution correspondrait bien réellement au trajet des lignes de Voigt. Les dessins ci-joints que notre excellent externe, M. Pierre Farabeuf, a exécutés d'après ces moulages et les figures de Henle peuvent être utilement consultés à cet égard : dans les Figures 2 et 4 une des traînées nævique répond bien, dans sa partie la plus déclive, à la ligne intermédiaire aux sphères de distribution du petit sciatique et de l'obturateur ; il en est de même d'une seconde traînée dans la Figure 4 ; dans une partie de son trajet elle répond à la limite du petit sciatique et du fémoro-cutané ; dans la Figure 3, le nævus est compris successivement dans la distribution de l'obturateur et du petit sciatique sans répondre à

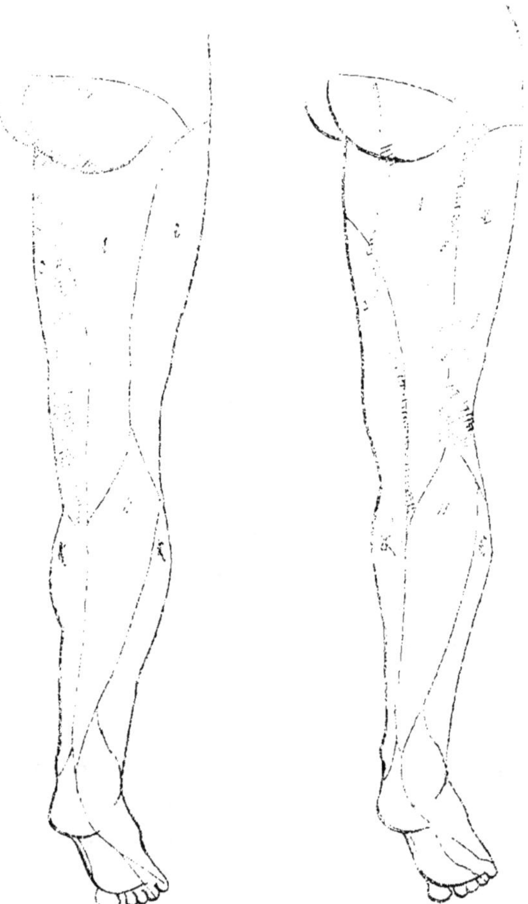

Fig. 3 et 4. — Territoires : 1° Du petit sciatique ; 2° Du fémoro-cutané ; 3° De l'obturateur ; 4° Du saphène externe.

leur limite. La théorie de Philippson ne serait donc applicable qu'à une portion des nævi figurés dans ces dessins, mais il faut reconnaître que ces figures de

Henle (nous n'avons pu nous procurer celle de Voigt) sont bien schématiques et que les limites des territoires nerveux sont susceptibles de varier beaucoup chez les différents sujets. Nos dessins montrent que la théorie est vraie pour certains nævi : si nous cherchons à en interpréter la signification, nous sommes conduits à penser que le développement des hyperplasies qui constituent ces nævi linéaires est dû à la superposition des actions tropho-névrotiques qui appartiennent aux rameaux anastomosés des territoires voisins; peut-être les nævi non systématisés pourraient-ils s'expliquer de même par l'addition d'actions trophiques appartenant aux anastomoses de branches secondaires ; il resterait à savoir pourquoi ces hyperplasies sont limitées à telle ou telle partie constituante de la peau et comment elles peuvent être circonscrites à la sphère de distribution d'un seul et même tronc nerveux.

Au point de vue clinique, les nævi ont pour caractères communs de constituer le plus souvent de simples difformités ; ils n'entraînent par eux-mêmes aucun trouble fonctionnel, restent indolents et ne présentent qu'exceptionnellement une tendance à s'accroître. *Ils peuvent lorsqu'ils sont volumineux apporter un obstacle mécanique au développement des parties qui les avoisinent*; nous en avons pour témoin ce jeune homme atteint d'un nævus vasculaire de la lèvre supérieure avec angiome caverneux sous-jacent ; celui-ci forme une tumeur du volume d'un œuf qui proémine sous la muqueuse buccale ; vous pouvez constater que, malgré la mollesse de sa consistance, elle a enrayé le développement de l'arcade alvéolaire supérieure dont la convexité se trouve remplacée par une surface plane rectangulaire.

Plusieurs variétés de nævi ont tendance à dégénérer en tumeurs malignes, épithéliomes ou sarcomes ; les épithéliomes se développent surtout aux dépens des nævi pigmentaires et adénomateux ; Caspary a constaté récemment que, dans un cas de nævus pigmentaire et pilaire, des bourgeons épithéliaux se détachaient de la face profonde de l'épiderme pour pénétrer dans le derme et il en conclut que ce peut être là l'origine d'une production secondaire d'épithélioma ; chez une malade que nous avons présentée en novembre 1890, à la Société française de Dermatologie, un hydradénome de la paupière supérieure avait été le point de départ d'un épithéliome.

Par contre, *les nævi sont susceptibles de subir une évolution rétrograde*; c'est ainsi qu'il n'est pas rare de voir de petits nævi vasculaires s'effacer dans les premières années de la vie et disparaître sans laisser de traces.

Les nævi constituent des *loci minoris resistentiæ* ; nous l'avons plusieurs fois constaté pour les nævi pigmentaires et pour les nævi verruqueux; nous avons vu, chez une enfant atteinte d'un nævus de l'angle interne de l'œil droit, cette région devenir, à plusieurs reprises, le siège d'éruptions eczémateuses qui y sont restées circonscrites; il en est de même chez un malade atteint de nævus verruqueux pénien et scrotal que nous vous présentons: le jeune A... dont nous avons fait mouler le bras (*Fig.* 1) a de même souvent des éruptions eczémateuses sur son nævus kérato-pilaire.

Chacune des variétés de nævi que nous avons distinguées a ses caractères propres; nous insisterons seulement sur celles dont la description ne se trouve que peu ou point dans nos classiques. Le type du nævus que nous appelons *pilo-folliculaire* nous est fourni par le jeune A... que nous vous présentons : ses nævi semblent, au premier abord, rentrer dans la catégorie de ceux que l'on qualifie de verruqueux; mais un examen attentif montre que cette dénomination ne saurait leur être appliquée, car il est manifeste que les papilles ne sont pas le siège initial des altérations : l'éruption est en effet constituée par de petites papules, d'un rouge plus ou moins vif; elles sont surmontées, à leur centre, par un cône épidermique d'où émergent, soit un poil follet, soit une concrétion sébacée sous forme d'un filament allongé ; cette dernière disposition est presque constante pour les traînées zoniformes du dos ; au niveau de plusieurs plaques éruptives, le système pileux présente un développement exagéré. La localisation évidente des lésions dans les follicules pilo-sébacés sépare nettement ce nævus de ceux que l'on appelle verruqueux et qui ont pour siège initial les papilles cutanées.

Les nævi *adénomateux sébacés* occupent le plus souvent les sillons naso-géniens ; ils sont constitués par de petites tumeurs saillantes, hémisphériques, creusées souvent, dans leur partie centrale, d'une dépression ponctiforme ; leur coloration est tantôt normale, tantôt rosée, rouge ou brunâtre ; ils coïncident souvent avec des télangiectasies : il est probable qu'il s'agit alors de nævi *mixtes*, à la fois glandulaires et vasculaires.

L'étude du *nævus corné sudoripare* peut être faite d'après le malade que nous avons présenté à la Société française de Dermatologie avec M. P. Claisse et que nous vous mettons sous les yeux ainsi que le moulage qui en a été fait par M. Baretta (*Fig.* 5) : les lésions occupent la main et le pied droits ; ce sont des traînées de plaques dures, cornées, arrondies, entourées souvent d'une zone légèrement érythémateuse et creusées d'une ou de plusieurs cavités cratériformes que remplissent des concrétions cornées, jaunâtres, irrégulières, très dures : on voit, dans leur voisinage, des dilatations d'orifices qui appartiennent aux glandes sudoripares : *on trouve tous les intermédiaires entre ces petites dilatations et les cratères signalés au centre des plaques kératodermiques* ; *il est de toute évidence que les plus volumineuses de ces plaques sont constituées par la confluence de plusieurs de ces dilatations sudoripares* ; le processus qui a donné lieu à la production de ces lésions paraît être partout le même : dilatation des orifices sudoripares, hyperplasie et kératinisation de l'épiderme qui les tapisse et les entoure, accumulation de substance cornée dans la cavité qu'ils circonscrivent. M. Besnier a fait mouler un pied sur lequel on voit également de la kératodermie et des dilatations considérables des orifices sudoripares, mais les lésions y sont diffuses et non disposées comme chez notre malade en traînées correspondant au trajet de branches nerveuses. L'accumulation de substance cornée qui caractérise ces nævi plantaires et palmaires paraît due au mode spécial de réaction que présente l'épiderme dans ces régions, car on ne la retrouve plus sur la traînée de dilatations glandulaires qui, chez notre malade, existe à la partie inférieure de la jambe.

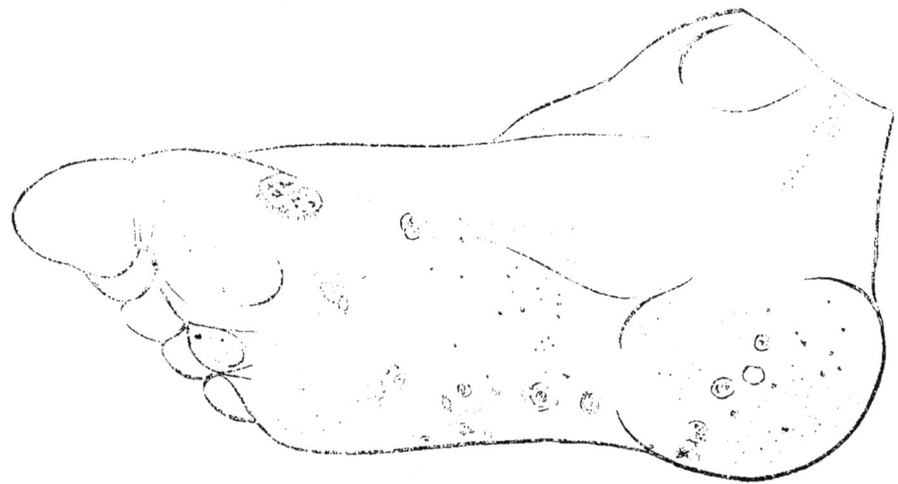

Fig. 15. — Nævus kératodermique limité aux orifices des glandes sudoripares (on voit tous les intermédiaires entre les simples dilatations d'orifices, les dilatations entourées d'hyperkératose et les cratères formés par la confluence de plusieurs de ces dilatations ; — au bas de la jambe, commencement d'une traînée nævique de même nature).

Le *diagnostic* des nævi n'est pas sans présenter parfois de très réelles difficultés ; chez deux des malades que nous vous avons montrés, on avait cru pendant longtemps à l'existence d'eczéma : l'erreur est d'autant plus facile à commettre que, nous le répétons, les nævi constituent des lieux de moindre résistance dans lesquels il se produit fréquemment des poussées d'eczéma ; la localisation de l'éruption peut souvent mettre sur la voie du diagnostic ; nous considérons à cet égard comme caractéristique la disposition en traînées, en longues séries linéaires dont nous avons déjà parlé ; c'est elle qui nous a conduit à considérer comme nævique l'éruption pénienne, scrotale et crurale de Sir X, que nous avons l'honneur de vous présenter : vous pouvez voir, en effet, qu'outre *l'éruption* papulo-verruqueuse qu'il présente sur la verge et au scrotum, une traînée descend verticalement à la partie postéro-interne de sa cuisse gauche ; cette traînée se continue avec les saillies scrotales qui sont elles-mêmes disposées en séries linéaires ; l'éruption remonte en partie à la première enfance du malade. Nous avons vu que l'apparition tardive de l'éruption ne doit pas faire éliminer l'hypothèse d'un nævus.

Nous devons enfin signaler comme pouvant être confondus avec des nævi molluscoïdes et pilaires les mamelles supplémentaires : nous en avons observé cinq cas chez l'homme ces jours derniers ; on les reconnaît à leur disposition symétrique sur les parois du thorax, à quelques centimètres au-dessous et un peu en dedans des mamelles normales, et à la légère auréole brunâtre qui les entoure ainsi qu'une petite touffe de poils.

Traitement. — Il ne peut être bien entendu question d'agir sur l'état général ; tous les efforts du médecin doivent tendre à détruire le néoplasme et le tissu dont il émane. Si le sujet n'a pas été vacciné ou revacciné et si les dimensions du nævus ne sont pas trop considérables, on peut recourir à la vaccination ; elle a l'inconvénient, s'il s'agit d'une partie découverte, de laisser des cicatrices indélébiles et très apparentes ; les divers caustiques et l'ablation chirurgicale ont le plus souvent le même inconvénient : les moyens les plus inoffensifs, ceux qui laissent le moins de traces, sont la galvano-puncture et l'électrolyse ; ils comptent en même temps parmi les plus efficaces ; M. Larat va pratiquer, sous vos yeux, l'électrolyse.

Pour résumer les faits qui ont été exposés dans cette leçon, nous formulerons les propositions suivantes :

1° Les altérations que l'on doit faire rentrer dans le cadre des nævi sont beaucoup plus nombreuses qu'on ne l'a dit jusqu'ici ; la division des nævi en pigmentaires et vasculaires est tout à fait insuffisante ; on doit comprendre parmi les nævi toutes les néoplasies cutanées bénignes d'origine embryonnaire.

2° Ces néoplasies peuvent n'apparaître en totalité ou en partie que longtemps après la naissance.

3° L'hyperplasie embryonnaire de chacun des éléments qui entrent dans la constitution de la peau peut donner lieu à autant de variétés de nævi.

4° Parmi les nævi non encore décrits jusqu'ici, il faut compter les nævi cornés des orifices sudoripares et les nævi pilo-folliculaires.

5° Parmi les néoplasies considérées jusqu'ici comme distinctes des nævi et qui doivent leur être rattachées, il faut ranger, non seulement, avec Brocq, le molluscum vrai, mais aussi les adénomes sébacés et sudoripares, les hydradénomes, une partie des kératodermies et les lymphangiomes cutanés.

6° Les nævi peuvent être, comme l'a montré Philippson, disposés en traînées qui correspondent aux limites des territoires nerveux voisins. On peut s'en expliquer alors la production par la superposition des actions tropho-névrotiques appartenant aux rameaux anastomosés.

7° Les nævi peuvent exceptionnellement suivre une évolution, rétrocéder ou s'étendre ; ils constituent parfois des lieux de moindre résistance et peuvent particulièrement devenir fréquemment le siège d'inflammations eczémateuses ; ils peuvent aussi dégénérer et être le point de départ d'épithéliomes ou de sarcomes.

8° Leurs formes verruqueuses sont souvent confondues avec des eczémas ; on doit attacher une grande importance, au point de vue de leur diagnostic, à leur disposition en longues traînées linéaires ; elle est caractéristique.

PARIS. — IMP. V. GOUPY ET JOURDAN, RUE DE RENNES, 71.

www.ingramcontent.com/pod-product-compliance
Lightning Source LLC
LaVergne TN
LVHW050515160826
845677LV00003B/1157

9782329640112